BEI GRIN MACHT SICH IHR
WISSEN BEZAHLT

- Wir veröffentlichen Ihre Hausarbeit,
  Bachelor- und Masterarbeit

- Ihr eigenes eBook und Buch -
  weltweit in allen wichtigen Shops

- Verdienen Sie an jedem Verkauf

Jetzt bei www.GRIN.com hochladen und kostenlos publizieren

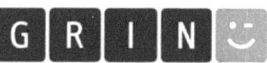

Bibliografische Information der Deutschen Nationalbibliothek:

Die Deutsche Bibliothek verzeichnet diese Publikation in der Deutschen National-
bibliografie; detaillierte bibliografische Daten sind im Internet über http://dnb.d-
nb.de/ abrufbar.

Impressum:

Copyright © 2018 GRIN Verlag
Druck und Bindung: Books on Demand GmbH, Norderstedt Germany
ISBN: 9783346170590

Dieses Buch bei GRIN:

https://www.grin.com/document/584400

Christopher Ernst

Attraktivitätssteigerung der Arbeit als Pflegefachkraft. Sind höhere Löhne wirklich der Schlüssel zu einer besseren Mitarbeiterbindung?

Fachkraft für Leitungsaufgaben in der Pflege

GRIN Verlag

GRIN - Your knowledge has value

Der GRIN Verlag publiziert seit 1998 wissenschaftliche Arbeiten von Studenten, Hochschullehrern und anderen Akademikern als eBook und gedrucktes Buch. Die Verlagswebsite www.grin.com ist die ideale Plattform zur Veröffentlichung von Hausarbeiten, Abschlussarbeiten, wissenschaftlichen Aufsätzen, Dissertationen und Fachbüchern.

Besuchen Sie uns im Internet:

http://www.grin.com/

http://www.facebook.com/grincom

http://www.twitter.com/grin_com

Staatlich anerkannte Fachkraft für Leitungsaufgaben in der Pflege (FLP)

Facharbeit

Attraktivitätssteigerung der Arbeit als Pflegefachkraft: sind höhere Löhne wirklich der Schlüssel zu einer besseren Mitarbeiterbindung?

Verfasser   Christopher Ernst

I. Inhalt

I.   Inhalt 2

II.   Abbildungsverzeichnis 4

1   Einleitung 5

2   Die Candidate-Journey-Studie 2017 7

3   Phase 1: Jobsuche von Bewerbern 9

    3.1   Beschreibung der ersten Phase 9

    3.2   praktische Anwendung 10

4   Phase 2: Die Entscheidung und Stimulus zur Bewerbung 12

    4.1   Beschreibung der zweiten Phase 12

5   Phase 3: Minderung der „Ungewissheit", welche der Bewerber im Bewerbungsprozess durchlebt 13

    5.1   Beschreibung der dritten Phase 13

    5.2   Praktische Umsetzung in der Pflegebranche 14

    5.3   Die „Präsenz" des Unternehmens: Employer Branding 14

    5.4   Praktische Empfehlung: Employer Branding 15

        5.4.1   Internes Employer Branding 15

        5.4.2   Externes Employer Branding 15

6   Phase 4: Die Wichtigkeit der Kommunikation im Entscheidungsprozesses 16

    6.1   Beschreibung der vierten Phase 16

    6.2   Das Vorstellungsgespräch 17

    6.3   Eine wertschätzende Absage 18

7   Phase 5: Integration des Mitarbeiters in die Organisation 19

    7.1   Beschreibung der fünften Phase 20

        7.1.1   Der erste Tag 20

        7.1.2   Die ersten Wochen 21

        7.1.3   Entwicklung und Verlauf im Feedbackgespräch 21

7.2   Vorteile des Onboardings 22

8   Phase 6: Entwicklung der Mitarbeiterbindung 22

8.1   Beschreibung der sechsten Phase 22

8.2   Magnetorganisationen und Magnetkrankenhäuser 23

8.2.1   14 Kräfte der Anziehung 24

8.2.2   Gute Führung 25

8.2.3   Förderung der Kompetenzen der Mitarbeiter..25

8.2.4   Transformationale Führung 26

8.3   Emotional Bindung von Pflegefachkräften...26

8.4   Die Arbeitgebermarke...28

8.5   Vertrauen zwischen Mitarbeitern und Management 28

8.6   Offenheit und Zusammenhalt im Team 28

8.7   Die Entlohnung der Mitarbeiter 29

8.8   Entwicklung in der Pflegebranche 29

9   Empfehlung...30

10   Kritik und Mögliche Grenzen 30

11   Fazit 30

12   Zusammenfassung 32

13   Literaturverzeichnis 33

II. Abbildungsverzeichnis

Abb.1 Einfluss Faktoren der Emotionalen Bindung

1 Einleitung

Das Bundesministerium für Gesundheit hat die Stärkung der Pflegebranche und die Verbesserung der Rahmenbedingungen für die Pflegekräfte zu ihrer primären Aufgabe gemacht. In den vergangenen Jahren sind zahlreiche Maßnahmen durchgeführt worden, um die Situation der Pflegekräfte zu verbessern. Trotz allen Maßnahmen des Bundesministeriums, herrscht in der Pflegebranche jedoch weiterhin Fachkräftemangel (Vgl. Brief Bundesministerium für Gesundheit).

Im Rahmen der Weiterbildung zur Fachkraft für Leitungsaufgaben in der Pflege, setzt sich der Autor der vorliegenden Arbeit mit dem Thema der Rekrutierung von Pflegefachkräften und deren Bindung an die neue Organisation auseinander. Die momentane Situation der Pflegebranche, äußert sich im ständigen Jobwechsel und der sogenannten „Loyalität auf Zeit". Die Mitarbeiter-Rekrutierung und deren Bindung, bereitet der Pflegebranche zunehmende Schwierigkeiten. In den kommenden Jahren wird die Imagesteigerung der Arbeitgebermarke, der Rekrutierungsprozess und das Onboarding für die Pflegebranche essentiell sein, um Fach- und Führungskräfte für die Einrichtungen zu begeistern (vgl. Sales Manager Fachmagazin für marktorientierte Unternehmensführung 2016).

Der Arbeitnehmermarkt bestimmt die Ausgangslage und damit rückt der Fokus immer mehr auf den „Erstkontakt" des Bewerbers, aber auch auf eine erfolgreiche „Integration" eines neuen Mitarbeiters in die bestehende Organisation. Im Allgemeinen beschreibt die Candidate Journey Studie 2017 genau diesen Weg. Sie hebt unter anderem hervor, dass der Bindungsprozess nicht mit der positiven Zusage des Mitarbeiters endet, sondern daraufhin ein weiterer Schritt im Bindungsprozess folgt – die sogenannte Integrationsphase. Unter der Integrationsphase werden die Erfahrungen der ersten Tage und Wochen in der Organisation verstanden, sowie der Gesamteindruck der verschiedenen Kontaktpunkte, die der Bewerber beziehungsweise der neue Mitarbeiter sammelt. (vgl. Candidate Journey 2017).

Die „Candidate Journey 2017" schildert den Weg vom geeigneten Kandidaten zum zufriedenen Mitarbeiter in insgesamt sechs Phasen (Phase 1: Orientierung und Jobrecherche, Phase 2: Übermittlung der Bewerbung, Phase 3: Teilnahme an Auswahlverfahren, Phase 4: Entscheidung und Ergebniskommunikation, Phase 5: Onboarding Experience, Phase 6: Integration und Bindung), die in der vorliegenden Arbeit einleitend beschrieben werden (vgl. Candidate Journey 2017)

Ziel der vorliegenden Arbeit ist es, aus diesen einzelnen Phasen praktische Handlungsempfehlungen für die Rekrutierung von Pflegefachkräften und deren Bindung an die Organisation abzuleiten.

Des Weiteren möchte der Autor die Annahme diskutieren, ob höhere Löhne wirklich eine Steigerung der Loyalität des Mitarbeiters bewirken oder ob andere Faktoren doch eine wichtigere Rolle spielen um den Mitarbeiter an das Unternehmen zu binden.

2   Die Candidate-Journey-Studie 2017

Die Candidate-Journey-Studie 2017 beschreibt den kompletten Verlauf von der Rekrutierung bis hin zur Bindung an das Unternehmen, und stellt dabei das Erleben und Empfinden der Bewerber in den Mittelpunkt, beginnend bei der Jobrecherche, bis hin zur Integration bei einem neuen Arbeitgeber. Hierbei kommt der Bewerber an verschiedenen Kontaktpunkten mit dem Unternehmen in Berührung. Die Kontaktpunkte werden in der Studie als direkte und indirekte „Touchpoints" bezeichnet. Die Candidate Journey beschreibt den Bewerbungsprozess, die gesamte Summe an direkten und indirekten Touchpoints, über die ein Bewerber während des kompletten Bewerbungsprozesses mit einem Unternehmen in Berührung kommt und das Onboarding des neuen Mitarbeiters. Die Studie beginnt mit der ersten Wahrnehmung des potenziellen Arbeitgebers und endet, je nach Verlauf, mit einer negativen Antwort, also der Absage an das Unternehmen beziehungsweise durch das Unternehmen, oder dem „Onboarding", was die Zusage und die Integration in das Unternehmen definiert. Im Zeitalter der Digitalisierung bieten sich hierbei eine Vielfalt an „Touchpoints", mit denen der potenzielle Bewerber in Kontakt kommt. Zum Beispiel durch diverse Internetportale, die eine Bewerbung per Knopfdruck ermöglichen. Die Studie beschreibt diesen Prozess in sechs Phasen, worauf im Verlauf der vorliegenden Arbeit noch weiter eingegangen wird (Vgl. Candidate Journey Studie 2017).

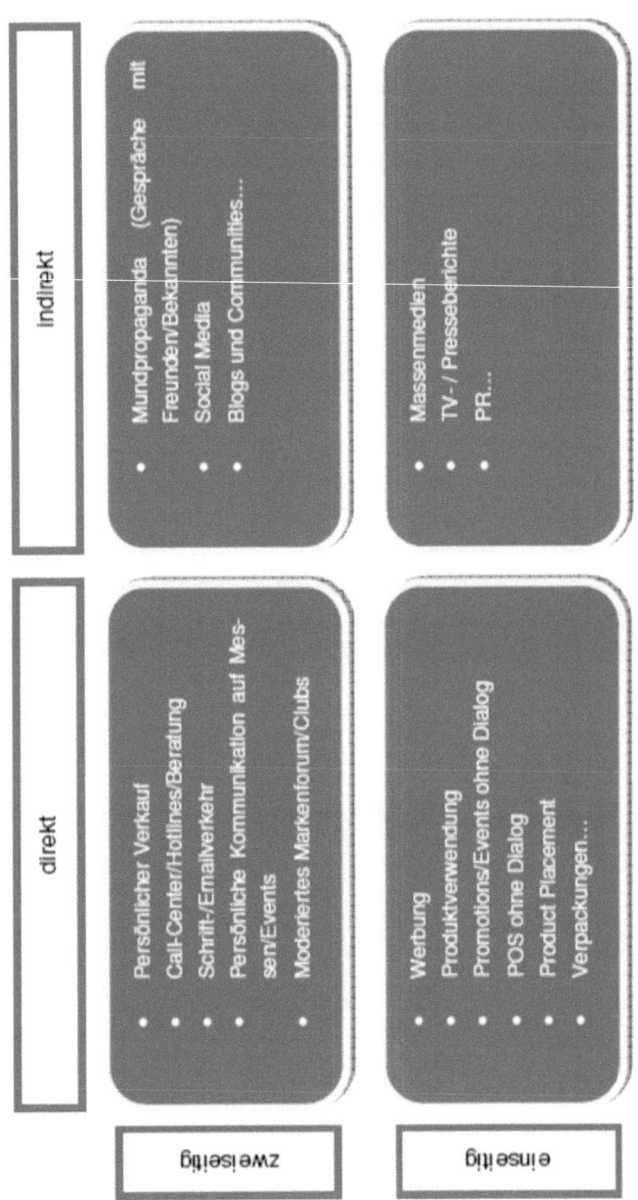

Abb. 1 Touchpoints (Quelle: http://www.groissberger.at/customer-touchpoints/)

Als Touchpoints (Kontaktpunkte) werden die einzelnen Schnittpunkte zwischen Unternehmen und potentiellen Bewerbern, Kunden oder anderen Stakeholdern bezeichnet. Man unterscheidet Sie in direkte und indirekte Berührungspunkte. Touchpoints können Erfahrungen, Momente oder Meinungen sein, mit denen ein Bewerber in Kontakt kommt. Direkte Touchpoints können von Unternehmen gesteuert eingesetzt werden wie die eigene Werbung und der persönliche Kontakt. Die indirekten Touchpoints beziehen sich auf Meinungen oder Berichte dritter Personen, wie zum Beispiel durch Freunde Bekannte oder durch verschiedene Medien (vgl. Abb.1 und www.onlinemarketing-praxis.de).

3   Phase 1: Jobsuche von Bewerbern

Das folgende Kapitel beschäftigt sich mit der Recherche nach Jobangeboten durch einen potentiellen Bewerber und beleuchtet dabei die wichtigsten Punkte, die dem Leser aus der Studie vermittelt werden sollen. Darauffolgend werden mögliche praktische Anwendungen dargestellt.

3.1   Beschreibung der ersten Phase

Die erste Phase beschreibt den initialen Kontakt des Bewerbers mit dem Unternehmen und verdeutlicht in diesem Kontext die Relevanz positiver „Touchpoints", also positiver erster Informationen, die der Bewerber über das Unternehmen erhält. Dabei ist der erste Schritt zumeist die Recherche nach passenden Stellenausschreibungen. Hierbei findet der erste Austausch von Information statt und somit der Erstkontakt vom Unternehmen zum Bewerber.

Dies kann über die normale Zeitungsannonce (heutzutage eher selten) oder auch über Stellenportale im Internet erfolgen. Jeder dieser direkten oder indirekten „Touchpoints" zählt zu den sogenannten Bewerbererfahrungen. Sinn dieser Bewerbererfahrungen ist es, ein gutes Gefühl über das bestehende Unternehmen und deren Vorteile zu vermitteln sowie ein Herausheben aus der Masse beim Erstkontakt, um den Bewerber für das Unternehmen als Arbeitnehmer zu gewinnen (Candidate Journey Studie 2017).

Das Hauptaugenmerk liegt im ersten Schritt auf der Titelauswahl für das Jobangebot. Laut Befragung der 773 Probanden, wollen 40 % aller möglichen Bewerber keine Bewerbung verschicken, wenn die Titelauswahl unklar definiert wird oder unklar erscheint. Der Titel sollte also alle wichtigen Schlüsselwörter beinhalten und klar definiert sein. (vgl. Candidate Journey. Studie 2017)

Im zweiten Schritt gilt es bei der Stellenausschreibung auf eine detaillierte Tätigkeitsbeschreibung sowie auf ein passendes Anforderungsprofil zu achten. Im Vergleich zu Stellenausschreibungen über Printmedien, wie sie noch vor einigen Jahren an der Tagesordnung waren, hat man heutzutage in entsprechenden Online-Portalen keine Begrenzungen für die Inhalte und sollte dies auch dementsprechend nutzen. Neben der reinen Stellenausschreibung in Form einer Tätigkeitsbeschreibung in Kombination mit einem Anforderungsprofil bietet sich Unternehmen dabei auch die Möglichkeit sich selbst vorzustellen. Ein kurzes Unternehmensportrait (Branche, Unternehmensgröße, Standort(e), Kerngeschäft, etc.) hilft dem Bewerber sich einen ersten Eindruck zu verschaffen. Hierbei können ebenso gezielte „Touchpoints" gesetzt werden (vgl. Recruiting Trends 2003).

3.2 praktische Anwendung

In den kommenden Jahren wird sich die Rekrutierung von Pflegefachkräften zu einem ernsthaften Problem ausweiten und der sogenannte „War for Talents" (zu Deutsch: Krieg um die besten Talente) wird eine immer höhere Bedeutung erfahren. Die Anforderungen eine attraktive Arbeitgebermarke zu gestalten wird stetig steigen, um eine anziehende Wirkung auf Pflegefachkräfte auszuüben. Die Rekrutierung von Pflegefachkräften hängt dabei nicht nur allein von den einzelnen Strukturen und Kultur der Unternehmen ab, sondern auch die zusätzlichen Mitarbeiterangebote (auch Benefits genannt) sind oft ein entscheidender Punkt bei der Arbeitgeberwahl.

Unterscheidet man nach der Größe der einzelnen Organisationen so zeigt sich, dass kleine Unternehmen oftmals davon ausgehen, dass größere Betriebe einen Attraktivitätsvorteil haben durch ein bessere Markenplatzierung. Allerdings können diese weniger flexibel auf individuelle Mitarbeiterwünsche eingehen als klein- und mittelständische Unternehmen. Diese Flexibilität sollten sich die kleineren Betriebe bereits im Rahmen der Rekrutierung und Vertragsverhandlung mit potentiellen Mitarbeitern zu Nutze machen und individuell diese eingehen. (Vgl. Martin-Luther-Universität Halle-Wittenberg, Institut für Gesundheit- und Pflegewissenschaft)

Betriebliche Sozialleistungen der verschiedenen Einrichtungen stellen für die Arbeitnehmer ein zunehmendes Kriterium bei Ihrer Wahl des Arbeitgebers dar. Dies gilt primär dann, wenn sich die Bezahlung in den Einrichtungen gleichstellt. Attraktive Anreize wie Überstundenausgleich, Altersvorsorge und ein vorhandenes Gesundheitsmanagement, sowie eine gute „work-life-balance", befinden sich laut Befragung der Candidate-Journey-Studie in den top zehn der gewünschten Auswahlkriterien (Vgl. Candidate Journey Studie). Wie soll also die

Stellenausschreibung gestaltet werden, um eine attraktive Arbeitgebermarke darzustellen und eine positive Resonanz zu erhalten?

Mangelhafte Nutzeroberflächen von Webseiten, Stellenbeschreibungen, die nicht mehr zeitgemäß sind und Fakten des Unternehmens, die nicht der Realität entsprechen, sorgen oftmals für ein schnelles Ausschlusskriterium von Bewerbern. Nach wie vor sind Onlineplattformen eine der wichtigsten Instrumente der Personalbeschaffung. Die Recherche von Bewerbern findet laut Studie meist auf Stellenbörsen statt, hierbei erreichen die meisten Unternehmen durchaus eine gewisse Bewerberresonanz. Allerdings werden Stellenanzeigen oftmals geschaltet, ohne sich darüber im Klaren zu sein, welche Zielgruppe überhaupt angesprochen werden soll, so dass leider die falschen beziehungsweise ungeeignete Kandidaten erreicht werden. Damit das Jobangebot bei der Suche eine positive Rückmeldung erfährt und genügend Bewerber darauf aufmerksam werden, kommt es auf bestimmte Schlüsselwörter an. Je präziser die Stellenanzeige formuliert wird und die entsprechenden Schlüsselwörter verwendet werden, desto mehr Bewerber werden darauf aufmerksam. Da es in der vorliegenden Facharbeit um das Thema der Rekrutierung von Pflegfachkräften geht, wären hier die Schlüsselwörter Pflegefachkraft, Altenpfleger oder Gesundheits- und Krankenpfleger, die zu benennenden Schlagwörter. (Vgl. https://karrierebibel.de)

Um eine Stellenanzeige individuell für die Organisation zu gestalten, sollten folgende ansprechende Punkte beachtet werden:

- Die Formulierung sollte offen, einladend und transparent gestaltet werden. Orientierungsgebend ist hierbei ein Willkommensgefühl beim potenziellen Bewerber auszulösen: „Wir wollen dich und hier bist du willkommen".

- Der Inhalt muss vollständig dargestellt werden, alle relevanten Daten sollten für den Bewerber ersichtlich sein. Also erste Informationen, die das Unternehmen betrifft.

- Die gestellten Anforderungen müssen klar definiert und korrekt formuliert werden: „Was habe ich als Pflegefachkraft für Aufgaben und was erwartet mich schwerpunktmäßig".

- Die Ausschreibung sollte so gestaltet werden, dass sie optisch und sprachlich bereits einen kompetenten Eindruck vermittelt.

- Imagefilme und Fotostrecken können hierbei noch einen tieferen Einblick in das Unternehmen zulassen und interessante Aspekte der Stelle „anteasern". Filme über die zukünftige Abteilung und die mögliche Einrichtung können einen großen und ausschlaggebenden Kontaktpunkt setzen.

- Alle notwendigen Kontaktdaten sollten benannt werden, damit der Bewerber mit den genannten Kanälen interagieren kann. Die Angabe eines persönlichen Ansprechpartners und sowie eine verständliche und präzise Anleitung zur Bewerbung (welche Dokumente werden benötigt, wo sollen diese hingeschickt oder hochgeladen werden) sind von Vorteil, so dass die Kandidaten nicht die Lust an der Bewerbung verlieren und die „Hürde" so gering wie möglich gehalten wird.

- Ein konkreter Ansprechpartner der bei Fragen beratend informieren kann und dafür verantwortlich ist, den Bewerber vom Erstkontakt bis hin zur Integration zu begleiten, spricht für Beständigkeit und eine kompetente Planung im Bereich Personalmanagement

4   Phase 2: Die Entscheidung und Stimulus zur Bewerbung

Dieses Kapitel befasst sich mit den möglichen Anreizen, die den Bewerber dazu bewegen, sich bei einem potentiellen Arbeitgeber zu bewerben. Dabei werden mögliche Hilfestellungen beschrieben und die Wichtigkeit aus Sicht des Bewerbers erörtert.

4.1   Beschreibung der zweiten Phase

Bevor der Bewerbungsprozess beginnt, haben Bewerber oft noch starken Informationsbedarf. Der potenzielle Bewerber möchte wissen, was ihn in der neuen Organisation erwarten würde. Deshalb ist es wichtig darauf zu achten, die Unternehmenskultur und die genaue Beschreibung der erwarteten Arbeitsleistung darzustellen, um eine realistische Erwartungshaltung des Bewerbers zu erzeugen. In einigen Unternehmen werden dem Bewerber dazu schon erste Hilfsmittel gegeben, was den ersten Informationsbedarf befriedigen kann, wie z.B. Bewerbungs-FAQs; diese beantworten bereits auf den ersten Blick Fragen, die für den Bewerber relevant sein könnten und geben hilfreiche Tipps. In erster Linie werden dabei auch unerfahrene Bewerber berücksichtigt, wie z.B. Absolventen, Berufswiedereinsteiger, Studenten oder Schüler, denen eine gewisse Orientierung und Hilfe bei den wichtigsten Fragen geboten wird. Neben einem Leitfaden können die FAQs auch sehr gut dafür genutzt werden, den Bewerbungsprozess vereinfacht darzustellen. (vgl. Candidate Experience Tim Verhoeven 2016)

Beim Erstkontakt des potenziellen Bewerbers, geht es um ein einzigartiges Erleben, was der Bewerber mit einer Organisation erfährt. Die Möglichkeit sich online zu Bewerben ist für die Bearbeitung der Bewerbungseingänge eines Unternehmens von Vorteil. Eine schnelle Datenverarbeitung und die Rückmeldung an den potenziellen Bewerber kann somit zeitnah ermöglicht werden. Auch andere Möglichkeiten der Bewerbung können angeboten werden um den ersten Kontakt zum Unternehmen möglichst einfach zu gestalten. Der Bewerber sollte sich also dementsprechend vielseitig bewerben können. Die Option der Bewerbung per E-Mail wird laut Candidate Journey Studie von 70 % der Bewerber favorisiert. Auch die Möglichkeit der One-Click-Bewerbung ist besonders beliebt und ermöglicht die Datenübertragung z.b. aus „Xing" (soziales Netzwerk welches primär auf berufliche Kontakte und Vernetzung ausgerichtet ist) heraus. So kann die Bewerbung innerhalb von wenigen Minuten vervollständigt werden (Vgl. www.softgarden.de).

Der Erstkontakt hängt in seiner Qualität vom einzelnen Unternehmen ab. Schnelle Rückmeldungen und ein wertschätzender Kontakt zum Bewerber auf Augenhöhe, bietet ein nachhaltig positives Erleben mit der Organisation und sorgt bereits am Anfang für eine Beziehungsebene (vgl. www.bonago.de)

5 Phase 3: Minderung der „Ungewissheit", welche der Bewerber im Bewerbungsprozess durchlebt

Das Kapitel behandelt den professionellen Umgang mit potenziellen Bewerbern im Bewerbungsprozess und deren Erfahrungen mit einer Organisation. Dabei wird auch die Wichtigkeit der Mitarbeiter des Unternehmens und deren Erfahrungen hervorgehoben.

5.1 Beschreibung der dritten Phase

In der dritten Phase steht der persönliche Kontakt des Bewerbers mit dem rekrutierenden Unternehmen im Vordergrund. Die Berührungspunkte, die der Bewerber in dieser Phase erlebt, sind besonders prägend. Hierzu zählen die ersten 24 Stunden nach Übermittlung der Bewerbung. 97,7 Prozent der Kandidaten wünschen sich innerhalb dieses Zeitraums eine Eingangsbestätigung. Die Zeit von 24 Stunden nach Eingang der Bewerbung, ist also ein erster wichtiger Punkt, um einen positiven Kontaktpunkt zu setzen. Die Chance, dass der potenzielle Bewerber abspringt wird dabei stark minimiert und garantiert eine positive Erfahrung. Zum anderen wird ein Signal der Wertschätzung an den Bewerber gesendet und das Gefühl einer kompetenten Organisation vermittelt. Im weiteren Verlauf zählt vor allem das Vorstellungsgespräch: 79,3 Prozent der Probanden erwarten eine Einladung zu einem persönlichen Gespräch bzw. 18,8 Prozent würden sich darüber freuen. Dabei ist es wichtig den Kandidaten einen möglichst authentischen Eindruck der Organisation und der Unternehmenskultur zu vermitteln. Besonders hilfreich kann es dabei sein, den Kandidaten Ihr potentielles zukünftiges Team vorzustellen. Dies bestätigt auch die Zahl von 67 Prozent der Probanden, die ihr neues mögliches Team bereits Vorstellungsgespräch kennenlernen möchten, um sich einen ersten Eindruck zu verschaffen. Kommunikation auf

Augenhöhe und ein wertschätzendes Vorstellungsgespräch wird grundsätzlich von den Bewerbern vorausgesetzt.

Im weiteren Verlauf des Rekrutierungsprozesses ist es wichtig, den Bewerber auf einem aktuellen Stand zu halten (vgl. Candidate Journey).

5.2 Praktische Umsetzung in der Pflegebranche

In der dritten und einer der entscheidendsten Phasen der Candidate Journey, treten erstmals Bewerber und Organisation aktiv in Kontakt. Der angegebene Kontaktpartner sollte sich nach Eingang einer Bewerbung binnen 24 Stunden zurückmelden und den Eingang der Bewerbung bestätigen, um so, bei möglichen weiteren Fragen zur Verfügung zu stehen.

Der Kontaktpartner muss dafür sorgen, dass der Bewerbungsprozess durch eine wertschätzende, freundliche und kompetente Kommunikation gestaltet wird. Um sich stets einen Überblick zu verschaffen, sollte nach jedem Gespräch und schriftlichem Kontakt ein Vermerk mit den wichtigsten Informationen notiert werden, um bei dem möglichen späteren Vorstellungsgespräch die richtigen Touchpoints zu verwenden und dem Bewerber im Verlauf ein individuelles Gefühl zu vermitteln. Schließlich wird der Bewerber bei allen Etappen von der Kontaktperson begleitet und durch den Auswahlprozess geführt. Der Bewerber sollte stets über die wichtigsten Fakten des Bewerbungsprozesses im Bilde gehalten werden. Auch eine negative Antwort an den Bewerber, sollte wertschätzend und individuell formuliert werden. (Vgl. www.das-unternehmerhandbuch.de/candidate-journey/)

5.3 Die „Präsenz" des Unternehmens: Employer Branding

Employer Branding ist ein Oberbegriff für alle Marketingmaßnahmen und markenbildenden Maßnahmen einer Organisation und beschreibt die wahrgenommene „Präsenz" der Arbeitgebermarke durch den potenziellen Bewerber und die Mitarbeiter der Organisation. Ein auf Kontaktpunkte ausgelegtes Unternehmen und dessen Kommunikation einer authentischen Betriebsphilosophie, kann dazu beitragen, dass sich vor allem Bewerber mit der Arbeitgebermarke identifizieren, die mit den Werten der Organisation übereinstimmen. Im Employer Branding geht es nicht um ein bestimmtes Produkt, sondern um die wahrgenommene Arbeitgeberattraktivität und -qualität der Organisation. Dabei ist es wichtig authentisch zu bleiben und die Alleinstellungsmerkmale, die das eigene Unternehmen von anderen Unternehmen positiv abgrenzen, hervorzuheben. Zusätzlich können die eigenen, zufriedenen Mitarbeiter als Markenbotschafter dienen. (Vgl. https://www.agentur-jungesherz.de)

5.4 Praktische Empfehlung: Employer Branding

Im folgenden Abschnitt werden die praktischen Empfehlungen für das interne und externe Employer Branding beschrieben.

5.4.1 *Internes Employer Branding*

Um gezielt an der Arbeitgebermarke zu arbeiten und diese attraktiver zu gestalten, sollte auch das Umfeld der Mitarbeiter betrachten werden, in dem sie sich wohlfühlen. Die Abläufe sind organisationsübergreifend nicht nur rasanter, sondern auch kompakter geworden. Dieser Mehraufwand an Arbeitsprozessen führt zu einem höheren Stressaufkommen. Heutige Mitarbeiter einer Organisation erledigen viel mehr Aufgaben in kürzerer Zeit. Organisationen, die den Ausgleich und eine Erholungsalternative anbieten, sorgen für eine gewisse Psychohygiene und ein attraktiveres Arbeitsumfeld. Ein stressfreies Arbeitsumfeld zu gestalten, ist also in Zeiten des Fachkräftemangels ein wichtiger Punkt, der zu beachten ist. Ein stressfreies Arbeitsumfeld des Unternehmens allein, wird den Arbeitnehmer jedoch nicht halten. Wertschätzende Kommunikation und Anerkennung seitens der Führungskräfte, sowie flache Hierarchien mit einer nachvollziehbaren Führungskultur, können für einen kompetenten Austausch zwischen den Führungs- und Personalebenen sorgen und Transparenz im Unternehmen schaffen. Das heißt also: weg von der Stagnation und den alten Strukturen und hin zu einer neuen dynamischen Arbeitswelt in Zeiten des Fachkraftmangels. Das fordert ein Umdenken in der Unternehmenskultur, die sich erst einmal entwickeln muss. Die Führungskultur muss überdacht werden, um ein Führungsmodell für sich zu entdecken, welches den Anforderungen der heutigen Zeit und auch den Bedürfnissen der Mitarbeiter entspricht. Gezielte Einzel- und Gruppencoachings können dafür sorgen, den individuell angepassten Führungsstil zu finden und zu implementieren. Je nach Unternehmen benötigt dies externe Hilfe, denn die Aufgabenpalette gestaltet sich hierbei vielfältig. (Vgl. www.agentur-jungesherz.de)

5.4.2 *Externes Employer Branding*

Im Externen Employer Branding zeigen sich alle Maßnahmen, die eine Organisation ergreift, um sich als attraktive Arbeitgebermarke zu verkaufen. Die Authentizität ist der Maßstab um möglichst schnell passende Bewerber für das Unternehmen zu gewinnen. In einem Bewerbungsprozess ist es wichtig, die nach außen dargestellten Arbeitskonditionen der Organisation übereinstimmend mit den Werten des Unternehmens aufzuzeigen. Des Weiteren spielen natürlich noch andere Elemente eine wichtige Rolle, um das Unternehmen attraktiv zu gestalten. Laut der Candidate Journey Studie erachten Arbeitnehmer oft andere Punkte als wichtig, als das rekrutierende Unternehmen. Eine besondere Rolle aus Sicht des Arbeitgebers spielt die Entlohnung der Arbeitnehmer. Sicherlich steht eine gute Entlohnung nach wie vor weit oben in den top zehn der wichtigsten Faktoren eines Bewerbers. Doch nur im Zusammenspiel mit anderen anziehenden Faktoren, entfaltet eine gute Entlohnung eine positive Wirkung auf den Bewerber. Hierbei spielt wie im internen Employer Branding die wertschätzende Kommunikation und das Verhalten von Führungskräften gegenüber Mitarbeitern eine wichtige Rolle. Auch das zu erfassende Betriebsklima was der Bewerber wahrnimmt, steht im Vordergrund. Die Entwicklungsmöglichkeiten, sowie die Work-Life-Balance sind für viele Bewerber ein maßgebliches Entscheidungskriterium. Flexible Arbeitszeitmodelle, Vereinbarkeit von Beruf und Familie und Wissensaustausch, also Transparenz, befinden sich in den top fünf der Anziehungspunkte (Vgl. www.agentur-jungesherz.de).

6   Phase 4: Die Wichtigkeit der Kommunikation im Entscheidungsprozesses

Das Kapitel beschreibt die wichtigsten Faktoren in der Kommunikation mit dem Bewerber, unter der Berücksichtigung des Verlaufes eines Entscheidungsprozesses.

6.1   Beschreibung der vierten Phase

Die Vorbereitung von einem Vorstellungsgespräch mit der richtigen Fragenmatrix, lässt innerhalb der Gesprächsführung einen sicheren Rahmen für eine wertschätzende Kommunikation zwischen dem rekrutierenden Unternehmen und dem Bewerber zu. Der Austausch mit dem Bewerber ist besonders gegen Ende des Bewerbungsprozesses ein wichtiger Impulsgeber, denn hier trifft der Bewerber eine endgültige Entscheidung ob es zu einer Zusammenarbeit mit dem Unternehmen kommt oder nicht. Die Zeit und der Verlauf des Bewerbungsprozesses ist entscheidungsgebend. Dauert der Rekrutierungsprozess zu lange, verschlechtert sich nachweislich die positive Resonanz der Kandidaten. Im Prozess sollten die Bewerber darum immer über den aktuellen Stand informiert werden um eine engmaschige Kontaktkette aufrecht zu erhalten und bereits eine gewisse Bindung zu schaffen.

Gründe für positive Entscheidungen der Bewerber sind ein genau definiertes Aufgabenfeld, eine authentische Unternehmenskultur und eine Stelle die Freiraum zur Entfaltung bietet.

Auch eine wertschätzende Absage seitens des Unternehmens sollte durchdacht sein und trotz negativer Entscheidung des Unternehmens dem Bewerber ein positives Gefühl vermitteln. Um dem Leser einen möglichst guten Eindruck zu vermitteln werden zunächst die wichtigsten Punkte eines Vorstellungsgespräches beschrieben. (Vgl. Candidate Journey 2017)

6.2 Das Vorstellungsgespräch

Das Vorstellungsgespräch stellt mit Abstand den wichtigsten Faktor der Mitarbeitergewinnung dar. Die Kontaktperson und der potenzielle Bewerber begegnen sich hier zum ersten Mal persönlich und entwickeln ein richtungsweisendes Urteil übereinander.

Kontaktpersonen sollten das Vorstellungsgespräch nicht nur unter dem Faktor der Personalauswahl berücksichtigen, sondern auch für ein beiderseitiges wertschätzendes Gespräch auf Augenhöhe sorgen, da ein Kandidat, auch wenn er nicht zum Mitarbeiter wird, möglichst positiv über das Unternehmen berichten sollte. Während dem Vorstellungsgespräch sollte einiges bedacht werden:

- Das Empfangspersonal muss über den Bewerber informiert werden. Dabei ist darauf zu achten, dass der Bewerber keine langen Wartezeiten erleben muss. Die mögliche Bereitstellung von Kaffee oder Wasser im Wartebereich, kann bereits eine wertschätzende Geste darstellen.

- Das Gespräch sollte in freundlicher Atmosphäre stattfinden, dazu gehört eine ungestörte Umgebung, die freundlich gestaltet ist und Sicherheit vermittelt. Telefonate oder andere störende Faktoren sollten während dieses Zeitraumes vermieden werden. Das Gespräch ist ganz gezielt nur auf den Bewerber auszulegen und sollte sich im zeitlichen Rahmen von ungefähr einer Stunde befinden.

- Die Fragestellungen sollten offen gehalten werden, um die Möglichkeit zu bieten, ihn wirklich kennenzulernen und seine Wünsche und gegebenenfalls auch Bedenken zu erörtern. Dabei sollte die Kontaktperson auf wichtige Punkte eingehen und die Herausforderung annehmen, die nötigen Touchpoints zu setzen die dem Bewerber ein positives Gefühl vermitteln.

Die wichtigen Botschaften, die der Kontaktpartner über die Arbeitgebermarke vermitteln möchte, sollten gut geplant sein und benötigen Vorbereitung, um bei wichtigen Schlagwörtern gezielt darauf einzugehen und wichtige Informationen hervorzuheben. Dies kann z.B. bei dem Wunsch nach flexiblen Arbeitszeiten sein (Vgl. https://www.trescon.at).

6.3 Eine wertschätzende Absage

Die Absage ist zunächst immer ein negatives Erlebnis für den Bewerber. Es sollte jedoch immer darauf geachtet werden, dass dieser trotz allem, die Entscheidung mit einem positiven Gefühl wahrnimmt. Die Art der Formulierung und wie ein „Leider nein" ausgedrückt wird, kann vieles über die Organisation aussagen. Eine wertschätzende Kommunikation auf Augenhöhe hält das Unternehmen interessant und lässt Bewerbern die Tür zum Unternehmen offen. Ein gutes Absageschreiben zahlt auch immer auf die Arbeitgebermarke ein, hierzu bietet sich ein Beispiel in der Formulierung an um dem Leser zu verdeutlichen wie eine negativ oder positiv formulierte Absage gefühlsmäßig wirken kann: (Vgl. https://www.karriere.at)

Beispiel einer negativ formulierten Absage:

„Sehr geehrte Damen und Herren,

leider müssen wir Ihnen mitteilen, dass wir uns für einen anderen Bewerber entschieden haben. Ihre Bewerbungsunterlagen senden wir Ihnen zu unserer Entlastung zurück. Den Grund für die Absage können wir Ihnen leider nicht mitteilen.

Wir wünschen Ihnen viel Erfolg bei der weiteren Suche.

Mit freundlichen Grüßen"

In der Negativen Formulierung wird kein Bezug auf die Person selbst genommen. Die Formulierung bezieht sich nur auf die Absage selbst, so dass der Bewerber hierbei in keinem Punkt eine wertschätzende Erfahrung sammeln kann.

Beispiel einer positiv formulierten Absage:

„Guten Tag Herr XY,

vielen Dank für Ihr Interesse Ihre Stärken in der Zukunft bei Pflege XY einzubringen.

Auf diese Stelle haben wir eine Vielzahl an Bewerbungen erhalten. Wir haben uns entschieden uns näher mit Profilen zu beschäftigen, die unserer Meinung nach höhere Erfolgsaussichten in der Position haben.

Diese Entscheidung haben wir uns nicht leicht gemacht, weil jede Bewerbung unsere volle Aufmerksamkeit verdient hat. Die Entscheidung haben wir nur mit Blick auf die Herausforderungen in der aktuell zu besetzender Position getroffen.

Auf Grundlage dieses Ergebnisses sind keine Vorhersagen für die Erfolgschance Ihrer Bewerbung auf eine andere Stelle in unserem Hause oder auf ähnliche Positionen zu einem späteren Zeitpunkt möglich.

Wir freuen uns, wenn Sie mit uns über Facebook oder E-Mail in Kontakt bleiben möchten. Dort können wir Sie am einfachsten über aktuelle Entwicklungen auf dem Laufenden halten.

Wir sind uns sicher, wenn sie die Augen offenhalten, wird sich bald eine Gelegenheit bieten, den nächsten Entwicklungsschritt zu machen.

Für Ihren weiteren Berufsweg wünschen wir Ihnen viel Erfolg und alles Gute.

Herzliche Grüße

XY"

In der positiv formulierten Absage wird zunächst kein Bezug auf die Absage selbst genommen. Zusätzlich wird eine Erklärung geboten, warum die Entscheidung so ausgefallen ist und der Bewerber vorerst nicht weiter berücksichtigt werden kann. Des Weiteren bietet das Unternehmen eine Möglichkeit zum weiteren Kontakt, was dem Bewerber ein positives Gefühl vermittelt. Der Bewerber wird mitgenommen und fühlt sich abgeholt durch die positive Formulierung.

7 Phase 5: Integration des Mitarbeiters in die Organisation

In diesem Kapitel werden die ersten Erfahrungen des neuen Mitarbeiters im Onboarding-Prozess beschrieben und deren Wichtigkeit beim zukünftigen Bindungsprozess herausgestellt.

Nach Bauer und Erdogan wird die Integrationsphase wie folgt definiert:

„Organizational socialization, or onboarding, is a process through which new employees move from being organizational outsiders to becoming organizational insiders. Onboarding refers to the process that helps new employees learn the knowledge, skills, and behaviors they need to succeed in their new organizations" (Bauer und Erdogan 1991, S 51).

zu Deutsch:

Die organisatorische Sozialisierung, oder auch Onboarding genannt, ist ein Prozess durch den neue Mitarbeiter von organisatorisch Außenstehenden zu organisatorischen Mitgliedern werden. Das Onboarding bezieht sich auf den Prozess, der den neuen Mitarbeitern hilft, sich das Wissen, die Fähigkeiten und das Verhalten anzueignen, um in Ihrer neuen Organisation erfolgreich zu sein.

7.1 Beschreibung der fünften Phase

Bei der Integration des neuen Mitarbeiters in das Unternehmen, steht nicht nur die allgemeine Einarbeitung und die Übermittlung der dazugehörigen Arbeitsprozesse im Vordergrund. Neue Mitarbeiter werden hierbei auch stark auf der emotionalen Ebene angesprochen. Der neue Mitarbeiter möchte sich mit dem neuen Unternehmen identifizieren. Die Realität und die Vorstellung zeigen dabei oft starke Diskrepanzen auf. Einige Unternehmen haben in der Integrationsphase schon feste Strukturen aufgebaut, welche den ersten Arbeitstag von neuen Mitarbeitern definieren. (Vgl. Hiekel und Neymanny 2011)

Klassische Abläufe die sich hierbei zeigen sind z.B. „Rituale" wie Vorstellungsrunden oder in größeren Unternehmen Willkommensveranstaltungen, die vom zeitlichen Rahmen unterschiedlich verlaufen können. Jede Art und Form von Veranstaltung bringen dem neuen Mitarbeiter Vorteile. Die Kontaktpunkte und Erfahrungen, die hier gesammelt werden, sind meist sehr nachhaltig, was wiederum auch zur Motivation des Mitarbeiters beiträgt. Wird dem neuen Mitarbeiter ein Mentor zugeteilt, so spielt dieser eine entscheidende Rolle beim „Ankommen" und Einleben des neuen Kollegen. Der Mentor soll dem neuen Mitarbeiter einen einfachen Einstieg in das Unternehmen ermöglichen und in beratender Funktion zur Seite stehen. Der neue Mitarbeiter soll sich fachlich sicher fühlen und in den Arbeitsprozess bestmöglich integriert werden. Die Integrationsphase ist als positiv zu bewerten, wenn die Kündigung seitens des neuen Mitarbeiters nicht innerhalb der ersten sechs bis zwölf Monate erfolgt (vgl. Candidate Experience. Tim Verhoeven).

7.1.1 Der erste Tag

Das gemeinsame willkommen heißen des neuen Mitarbeiters und dessen Vorstellung in den verschiedenen Abteilungen, kann ein initialer Schritt sein um dem Mitarbeiter die Möglichkeit zu bieten sich einen ersten Eindruck zu verschaffen. Bei einem gemeinsamen Willkommens-Kaffee oder -Tee können sich die Kollegen vorstellen, die in direktem Kontakt zum neuen Mitarbeiter stehen und mit diesem zusammenarbeiten. Die strukturierte Vorstellung des Arbeitsbereiches durch den Mentor, der den neuen Kollegen begleitet, stellt einen weiteren Schritt im Integrationsprozess dar. Der Mentor fungiert in seiner Rolle als verlässlicher Ansprechpartner und klärt wichtige

Fragen im weiteren Verlauf. Der erste Tag sollte nicht gleich als erster Arbeitstag gesehen werden. Dem neunen Mitarbeiter sollte an diesem Tag die Möglichkeit gegeben werden, erst einmal anzukommen und sich im neuen Unternehmen zu orientieren.

7.1.2 Die ersten Wochen

Nach den ersten Tagen erhält der neue Mitarbeiter weitere wichtige Informationen zu den konkreten Inhalten seiner Tätigkeit und den Prozessen im Unternehmen. Für eine Steigerung der Identifikation ist es wichtig, Ziele und Erwartungen transparent miteinander zu besprechen und diese in einem Protokoll zu verschriftlichen. So kann der Mitarbeiter gemeinsam mit seinem Vorgesetzten genau definieren was er in den nächsten Tagen und Wochen erwartet. Eine engmaschige Kommunikation kann im Umfang von wöchentlichen Gesprächen stattfinden und protokolliert werden. Somit wird der Mitarbeiter schnell mit den Werten, Aufgaben und Erwartungen der Organisation vertraut und erfährt ein wertschätzendes Gefühl (siehe Anhang 3). Die individuelle Erstellung des Einarbeitungsplan kann Verantwortlichkeiten festlegen und einen sicheren Weg bieten um wichtige Themen zu überprüfen (siehe Anhang 2) (Vgl. https://www.barongeisler.de).

7.1.3 Entwicklung und Verlauf im Feedbackgespräch

Zur Vorbereitung auf das Feedbackgespräch sollte sich die Führungskraft sowie der Mitarbeiter auf folgende Fragen vorbereiten:

1. Wie wird die Zusammenarbeit zwischen Mitarbeiter und Führungskraft sowie zwischen dem Mitarbeiter und Kollegen eingeschätzt?

2. Wird der Mitarbeiter bei der Delegation von Aufgaben einbezogen?

3. Ist die Quantität und Qualität der erledigten Aufgaben im erwarteten Rahmen?

4. Was läuft besonders gut in der Zusammenarbeit mit Führungskraft und Kollegen?

5. Was kann in der Zusammenarbeit mit Führungskraft und Kollegen verbessert werden?

6. Welche Stärken und Kompetenzen werden beim neuen Mitarbeiter besonders wahrgenommen und können weiter ausgebaut werden?

7. Welche Entwicklungswünsche und Möglichkeiten werden gesehen?

Feedbackgespräche bieten die Möglichkeit einen Zwischenstand zur Zielerfüllung zu erörtern und im Anschluss Maßnahmen für die nächsten Wochen zu definieren. Eine kontinuierliche Feedbackkultur in Form von Mitarbeitergesprächen, gerade in den ersten Monaten im

Unternehmen, sorgt für einen stets umfangreichen Überblick über wichtige Themen und eine kontinuierliche Entwicklung des Mitarbeiters (Vgl https://www.barongeisler.de).

7.2 Vorteile des Onboardings

- Kosten können langfristig eingespart werden, weil die Mitarbeiterfluktuation, die Rekrutierung neuer Fachkräfte und das Onboarding insgesamt sinken.

- Eine regelmäßige Kommunikation über die Erwartungen und Wünsche des Mitarbeiters schafft eine realistische Erwartungshaltung auf beiden Seiten und steigert nachhaltig die Arbeitsmotivation.

- Durch die gesteigerte Motivation und den geplanten Einarbeitungsprozess wird der Mitarbeiter nach kürzerer Zeit ein vollwertiges Mitglied der Organisation.

- Die Zufriedenheit eines neuen Mitarbeiters, der sich willkommen fühlt mindert das Risiko, bereits in den ersten Wochen und Monaten wieder an die Kündigung zu denken.

- Die Loyalität, die sich durch die Bindungsmaßnahmen festigt, dient der Integration neuer Mitarbeiter in das Unternehmen. Ein gut durchstrukturierter Onboarding-Prozess wirkt sich damit langfristig auf die Mitarbeiterbindung aus (Vgl. www.trusted.de/onboarding).

8 Phase 6: Entwicklung der Mitarbeiterbindung

Das Kapitel zeigt die Möglichkeiten zur Mitarbeiterbindung auf und erörtert wichtige Faktoren und Einflüsse.

8.1 Beschreibung der sechsten Phase

Nach dem Bewerbungsprozess und der Integrationsphase neuer Mitarbeiter, ist die Zeit von bis zu einem Jahr dafür entscheidend, den Mitarbeiter an das Unternehmen zu binden und eine loyale Einstellung zu entwickeln. Voraussetzung für die Zufriedenheit des Mitarbeiters ist die Einbindung in das Unternehmensgeschehen. Die Faktoren hierbei sind die Beziehungsebene zur Führungskraft, eine Chance zur Entfaltung des Mitarbeiters und das inhaltliche Einbringen in das Unternehmen. Ein Raum für Initiative und Kreativität sowie die Möglichkeit zur Übernahme von Verantwortung durch den Mitarbeiter wirken sich positiv auf die Erfahrung aus. Ein positives Erleben mündet in einem loyalen Verhältnis zwischen Arbeitgeber und Arbeitnehmer. Hierbei ist es nicht in allen Fällen möglich, die Mitarbeiterbindung zu gewährleisten. Ein loyaler Mitarbeiter, denkt selbst meist nicht daran sich aktiv zu bewerben, kann unter Umständen aber trotzdem für ein großartiges Jobangebot offen sein, welches an ihn herangetragen wird (Vgl. Candidate Journey Studie 2017).

Um dem Leser einen Eindruck zu vermitteln welche Faktoren dazu beitragen eine anziehende Wirkung aufrecht zu erhalten und Mitarbeiter zu binden, wird an dieser Stelle noch auf die sogenannte Magnetorganisation eingegangen.

8.2 Magnetorganisationen und Magnetkrankenhäuser

Eine Magnetorganisation zieht qualifizierte Pflegekräfte an und bindet diese an das Unternehmen. Der Ursprung der Entwicklung der Magnetorganisation liegt in den USA. Vor ca. 30 Jahren zeigte sich dort eine ähnliche Situation bezüglich des Pflegefachkräftemangels wie heutzutage in Deutschland. Und genau das war der Anfang der Entwicklung eines neuen Konzeptes um Pflegefachkräfte zu binden, Organisationen weiter zu entwickeln und Alleinstellungsmerkmale zu schaffen.

Das Konzept wurde auf der Basis von Informationen von Pflegefachkräften zu Gründen für Arbeitgeberwechsel entwickelt. Die am häufigsten genannten Gründe waren, dass sie bisherig gesammeltes Wissen und angeeignete Kompetenzen nicht zielgerichtet anwenden können und ganz häufig die fehlende Zeit um zum Beispiel Beratungen ordnungsgemäß durchführen zu können (vgl. Smerdka.Arhelger, 2008, S. 1080f).

Der Zustand, der vor 30 Jahren in den USA vorherrschte, verschaffte dem Beruf der Pflegefachkraft kein gutes Image. Der Beruf der Pflegefachkraft wurde mit viel Stress, körperlich harter Arbeit und wenig Verantwortung behaftet. (vgl. Hommel, 2007, S.51). Viele Fachkräfte wechselten aufgrund dementsprechend schlechter Bedingungen häufig Ihren Arbeitgeber. Doch einige Organisationen waren von dieser Personalflucht nicht betroffen. Im Gegenteil, sie zogen Pflegefachkräfte magisch an und wiesen eine viel geringere Fluktuationsrate im Vergleich zu anderen Einrichtungen auf (vgl. Smerdka.Arhelger, 2008, S. 1081f).

1983 führte die American Academy of Nursing eine Studie durch, um der Sache auf dem Grund zu gehen. Dabei wurde ermittelt warum einige Organisationen so eine starke Anziehung und Bindungskraft vorweisen konnten und andere nicht. In der Studie wurde auch der Begriff der Magnetorganisationen entwickelt (vgl. Hommel, 2007, S. 51).

8.2.1 *14 Kräfte der Anziehung*

Insgesamt 163 Einrichtungen nahmen an der Befragung teil. Dabei wurden 14 Kräfte der Anziehung analysiert und identifiziert:

- Auf der Nummer eins der Anziehungspunkte steht die Führungs- bzw. Leitungskraft der Organisation, die sich durch Kompetenz, Transparenz und Erfahrung auszeichnet, die Pflegefachkräfte unterstützt und Ihnen beratend zur Seite steht.

- Der zweite Punkt ist das Organigramm, was eine flache Hierarchie beschreibt und schnelle Entscheidungswege ermöglicht. Die Leitungskraft agiert hier auf Augenhöhe und als Moderator.

- Die dritte Kraft ist die Führungskraft an sich, die in diesem Fall die Kompetenzen der Mitarbeiter fördert und zielführend die Organisation der einzelnen Abteilungen übernimmt. Die Führungskraft fördert den Informationsaustausch und setzt kreative Impulse bei Ihren Mitarbeitern, um somit eine Leistungsmaximierung zu erzielen.

- Im vierten Faktor spielt die Vereinbarkeit von Beruf und Familie eine große Rolle sowie die Möglichkeit zur Entwicklung innerhalb der Organisation und die Einbeziehung in Personalentscheidungen.

- Der fünfte Punkt beschreibt die eigene Verantwortung bei Arbeit als Pflegefachkraft und die Übertragung von Zuständigkeiten durch die Leitungskraft.

- Der sechste Faktor beschreibt die Arbeitsumgebung. Diese ist so zu gestalten, dass eine qualitativ hochwertige Pflegearbeit erfolgen kann.

- Die siebte Anziehungskraft ist das Arbeiten nach neuestem wissenschaftlichem Stand der Pflege. Die Pflegefachkräfte sind bei der Implementierung mit Ideen und Kreativität beteiligt (vgl. Hommel, 2007, S. 50).

- Der achte Punkt beschreibt die Unterstützung die Pflegefachkäfte bei der Berufsorganisation durch die Pflegeeinrichtung. Die Einrichtung sollte den täglichen Informationsaustausch und die Teamentwicklung fördern und Ideen für strukturelle Änderungen annehmen.

- Die neunte Kraft beschreibt eine berufsgruppenübergreifende Wertschätzung als Grundlage, um professionell zusammen zu arbeiten.

- Der zehnte Faktor ist die Funktion der Pflegefachkraft als Lehrender im Team oder in beratender Tätigkeit.

- Der elfte Punkt beinhaltet die Förderung der Entwicklung von Pflegefachkräften. Ihre Stärken werden individuell analysiert und durch Fort- und Weiterbildung ausgebaut. Die persönliche Weiterentwicklung steht dabei im Vordergrund und die Pflegefachkraft wird als Experte gesehen.

- Die zwölfte Kraft beschreibt, dass das Berufsbild der Pflegefachkraft einen wesentlichen Faktor im Organisationsalltag darstellt und Ihre Kompetenzen dabei respektiert und anerkannt werden.

- Der dreizehnte Faktor ist die öffentliche Präsenz und die Anerkennung der Arbeitgebermarke (vgl. Hommel, 2007, S. 50; Smerdka Arhelger, 2008, S. 1080ff).

Magnetorganisationen zeichnen sich durch eine hohe Anerkennung der Pflegefachkräfte und einen wertschätzenden professionellen Umgang in der Praxis aus. Der Führung gelingt der Spagat zwischen wirtschaftlichem Denken, einen professionelleren Umgang mit ihren Mitarbeitern und ergebnisorientiertem Arbeiten.

8.2.2 *Gute Führung*

In der erwähnten Studie über Magnetorganisationen zeigt sich, dass für Pflegefachkräfte selbstständiges Handeln bei einem gut organisierten Arbeitsklima einen wesentlichen Faktor für höhere Arbeitszufriedenheit darstellt. Ein positives Arbeitsumfeld und die bestmögliche Arbeitsleistung können durch eine transparente Führungskultur und eine Führungskraft die nicht als Kontrolleur, sondern als Couch, Berater und Moderator fungiert, erreicht werden. Die Pflegefachkraft wird dabei nicht als Untergebener gesehen, sondern als Partner auf Augenhöhe (vgl. Nolte, 2009, S. 43).

8.2.3 *Förderung der Kompetenzen der Mitarbeiter*

Die Vorbildfunktion der Führungskräfte und deren Bestreben Impulse zu setzten, ist unerlässlich um die wesentlichen Kompetenzen der Mitarbeiter zu fördern und hier erfolgreich Touchpoints zu setzen. Die Fähigkeit individuell die einzelnen Stärken der Mitarbeiter zu fördern und diese Förderung aktiv umzusetzen, benötigt eine klare Vorstellung zur Gestaltung der Führungskultur. Auf dieser Basis können zusammen mit den Pflegefachkräften Ziele angepeilt und verfolgt werden. Die Aufgabe der Führungskraft liegt darin, optimale Rahmenbedingungen zu schaffen und unterstützend zu handeln (vgl. Nolte, 2009, S. 43).

8.2.4 Transformationale Führung

Die Transformationale Führung besteht aus gegenseitigem Respekt und Motivation. Dabei ist es wichtig individuelle Erwartungen bezüglich der Ziele der Führungskraft und der Ziele der Mitarbeiter auf einen gemeinsamen Konsens zu bringen. Hierbei werden Ideen und Anreize auf Augenhöhe ausgetauscht und die Bedürfnisse beider Seiten berücksichtigt um individuelle Motive und Wertvorstellung auf ein gemeinsames Ziel auszurichten (vgl. Page, 2004, S.109ff).

Die vorbildliche Führungskraft bringt Ideen und Prozesse in die Organisation ein um professionelles Wachstum zu fördern. Die Führungskraft hat in Zusammenarbeit mit den Pflegefachkräften einen ethischen Auftrag und die Verantwortung die bestmögliche Versorgung der Pflegebedürftigen zu gewährleisten. Zusätzlich sollte die Führungskraft die Arbeit der Pflegefachkräfte als wertvoll ansehen und die Arbeit nach neuestem wissenschaftlichem Stand der Pflege gewährleisten.

8.3 Emotional Bindung von Pflegefachkräften

Pflegefachkräfte, die eine Beziehungsebene zur Organisation entwickelt haben, werden immer gut über Ihre Arbeitgebermarke berichten. Somit geht auch eine große Anziehung von zufriedenen Mitarbeitern aus, die wesentlich dazu beitragen, bei potenziellen Bewerbern eine attraktive Wahrnehmung zu erzeugen.

Die Arbeitgebermarke wird dabei als authentisch bewertet, die Mund zu Mund Propaganda stellt hierbei eine glaubwürdigere Informationsquelle dar, als zum Beispiel Flyer über das Unternehmen oder Imagekampagnen. Eine Bereitschaft zur Empfehlung des Unternehmens hängt also stark von der emotionalen Bindung ab (Vgl. https://www.hsneuulm.de).

Es zeigt sich, dass es von wesentlichen Faktoren abhängt, ob eine Pflegefachkraft eine Bindung zum Unternehmen aufbauen kann, oder nicht. Dazu zählen zum Beispiel die Unternehmenskultur, das Vertrauen gegenüber der Führungskraft und die Unterstützung, die der Mitarbeiter in seiner Entwicklung erfährt.

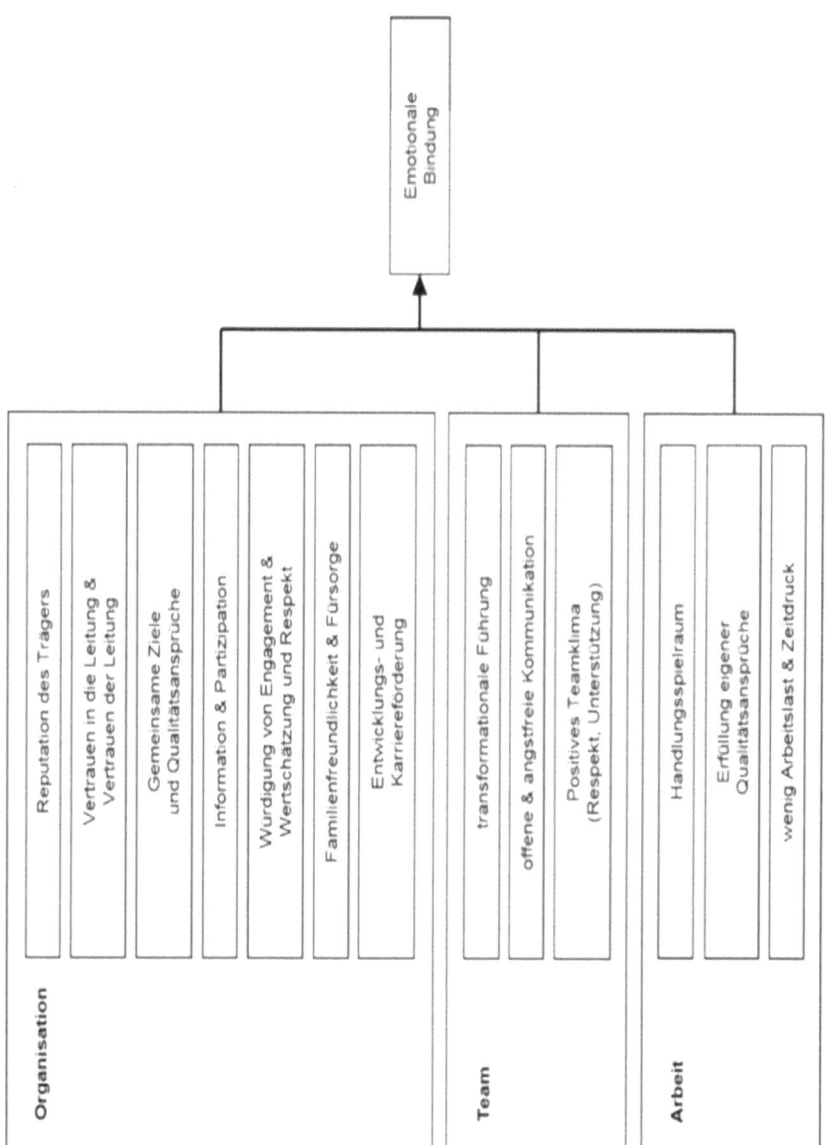

Abb.1 Einfluss Faktoren der Emotionalen Bindung (www.hs-neu-ulm.de 2016 Seite 13)

8.4 Die Arbeitgebermarke

Des Präsenz der Organisation und das Image hat großen Einfluss auf die Entstehung einer emotionalen Bindung von Pflegefachkräften. Mitarbeiter möchten Teil einer Arbeitgebermarke sein, die eine positive und anziehende Wirkung nach außen vermittelt, gerade die Aufwertung des eigenen Berufsbildes spielt hierbei eine größere Rolle. Stark motivierte und professionelle Pflegefachkräfte wollen in einer Organisation arbeiten, der ein Ruf hoher fachlicher Qualität vorrauseilt (Vgl. https://www.hs-neu-ulm.de, Seite 15).

8.5 Vertrauen zwischen Mitarbeitern und Management

Der Faktor Vertrauen gegenüber den Führungs- und Leitungskräften und dem Management sind von großer Bedeutung. Je mehr Vertrauen die Pflegefachkraft dem Management entgegen bringt, desto stärker ist die Verbundenheit zum Unternehmen. Das Vertrauen erwächst durch Erfahrungen und positive Touchpoints, die der Mitarbeiter erfahren hat. Die Erfahrung sich auf Aussagen und Zusagen der Führungskraft verlassen zu können und über die Entscheidungsprozesse des Unternehmens informiert zu werden sowie in diese eingebunden zu werden, vermittelt Anerkennung und Wertschätzung in großen Maße. Auch das Vertrauen der Führungskraft in ihre Pflegefachkräfte und der Freiraum den die Führungskraft Ihren Mitarbeitern gewährt, stellen wichtige Faktoren in der Entwicklung einer emotionalen Bindung dar. Gegenseitiges Vertrauen stärkt die Motivation und erhöht die Leistungsbereitschaft. Ein Anspruch gemeinsam die Dienstleistung in einer fachlich hohen Qualität zu erbringen und ein gemeinsames Streben nach guten Ergebnissen sorgt für ein positives Zukunftsbild der eigenen Organisation. Gemeinsame Ziele können eine verstärkte Identifikation mit dem Unternehmen bewirken. Eine kollektive Zusammenarbeit setzt Kräfte frei, die dem eigenen Handeln Sinn verleihen. Die transformationale Führung stellt die persönlichen Kompetenzen der Leitungskraft in den Vordergrund. Durch inspirierende Visionen der Leitungskraft wird verdeutlicht, wie wichtig die Leistung jedes einzelnen Mitarbeiters im Unternehmen ist. Gleichermaßen findet die Leitungskraft neue Wege und treibt innovative Ideen voran. Weiterhin zeichnen den transformationalen Führungsstil eine wertschätzende und individuelle Berücksichtigung der Bedürfnisse des einzelnen aus. Gerade diese individuelle Unterstützung und Betrachtung des einzelnen Mitarbeiters, wirkt sich positiv auf die Bindung an das Unternehmen aus (Vgl. www.hs-neu-ulm.de).

8.6 Offenheit und Zusammenhalt im Team

Die Qualität der Zusammenarbeit und der Teamentwicklung haben einen wesentlichen Einfluss auf die Leistung des Einzelnen. Ein respektvoller Umgang und ein wertschätzendes Verhalten sowie die Anerkennung im Team, stärkt das Wohlfühlklima der Mitarbeiter. Auch eine offene und professionelle Kommunikationskultur sowie die Unterstützung des Einzelnen und seiner Ideen durch Kollegen, fördern die Identifikation mit und die Bindung an die Organisation. Ein angstfreierer Austausch ist Voraussetzung für die Entwicklung eines professionellen Fehlermanagements um als Kollektiv aus Fehlern zu lernen (Vgl. www.hs-neu-ulm.de).

8.7 Die Entlohnung der Mitarbeiter

In der Candidate Journey Studie wurde eine Vielzahl von Faktoren untersucht, darunter auch der Stellenwert der Entlohnung. Die Befragung der Probanden zeigte in der Analyse, dass die Entlohnung bei der Mitarbeiterbindung nur eine untergeordnete Rolle spielt. Die Entlohnung als Anziehungspunkte führt größtenteils nur zu einer materiellen Bindung an das Unternehmen und nicht zu einer emotionalen Bindung. Die Bezahlung sollte in den Augen der Mitarbeiter allerdings in einem fairen Verhältnis zur erbrachten Arbeit stehen um keine Unzufriedenheit und Wechselabsichten hervorzurufen. Demnach sollten Pflegefachkräfte im Vergleich zu Ihren Kollegen in der eigenen Organisation gleichgestellt werden. Zusätzlich sollte eine Marktanalyse bezüglich der Bezahlung in anderen Unternehmen durchgeführt werden und die eigene Lohnstruktur daran angepasst werden. (Vgl. www.hs-neu-ulm.de Seite 17)

8.8 Entwicklung in der Pflegebranche

Wie also soll oder muss sich die Pflegebranche in Deutschland in Zukunft entwickeln? Zielweisend sind hierbei die Studien aus den USA über Magnetorganisationen, die das Problem des Pflegefachkraftmangels und entsprechende Lösungsansätze bereits vor 30 Jahren aufzeigten. Auf der Basis der Ergebnisse können Handlungsempfehlungen gegeben und wirkungsvolle Veränderungen erzielt werden. Besonders wird der Punkt Führungskultur in den Fokus gestellt werden müssen, aber auch die wahrgenommene Arbeitgeberattraktivität des Unternehmens. Beide Faktoren haben einen starken Einfluss auf die Bindung von Pflegefachkäften an das Unternehmen.

Zunächst sollte jedoch eine umfassende und gut geplante Mitarbeiterbefragung in unterschiedlichen Pflegeeinrichtungen in Deutschland, angelehnt an die Studien aus den USA, durchgeführt werden. Die Ergebnisse bieten bei einer Ableitung und Umsetzung entsprechender Maßnahmen, die Chance, eine wirkungsvolle Änderung in den Organisationen herbeizuführen. Um die Einrichtungen weiterzuentwickeln bedarf es der Mitarbeiter der Organisationen, die umfassend beteiligt werden müssen. Sie kennen die spezifischen Bedingungen und die Missstände in Ihren Organisationen am besten. Das Wissen der einzelnen Mitarbeiter ist entwicklungsentscheidend. Zudem ist die Einbeziehung der Mitarbeiter in die Erarbeitung möglicher Lösungswege von großem Vorteil wenn es um die Akzeptanz und Unterstützung bei der Umsetzung geht. Die Einbeziehung der Mitarbeiter aus dem Unternehmen stärkt ebenso die Problemlösungskompetenz und das Gemeinschaftsgefühl (Vgl. www.hs-neu-ulm.de Seite 19).

9 Empfehlung

Da die Thematik der vorliegenden Arbeit einen positiven Effekt der Mitarbeiterbindung durch die verschiedenen Phasen der Erfahrungen aufzeigen konnte, empfiehlt es sich durchaus, in Zukunft entsprechende Maßnahmen zu ergreifen. Führungskräfte können sich klarer positionieren und im besonderen Maße die Bewerber und Mitarbeitererfahrung in den Vordergrund stellen. Die Überarbeitung des bestehenden Onboarding Prozesses im Unternehmen, sollte an den Ablehnungsgründen neu orientiert werden. Der Stellenwert des Mitarbeiters im Allgemeinen, muss dabei noch einmal ganz anders positioniert sein. Denn möchte man die Arbeitgebermarke stärken, heißt das auch, „Mitarbeiter" in Entscheidungsprozesse mit einzubinden, um gerade in der Pflege eine Kollektive Gedankenwelt für das Unternehmen zu entwickeln und die Motivation des Einzelnen individuell zu stärken. Die Transformationale Führung wird dabei eine immer größere Rolle spielen, um eine Stagnation verschiedener Unternehmen auszuschalten, die im Transaktionalen Führungsstiel verweilen und die Kompetenzen Ihrer Mitarbeiter stark begrenzen. Die Zukunft der Führungskräfte bestimmt also die Zukunft der Arbeitgebermarke und somit die Marktfähigkeit im „War of Talents" und deren Anziehungskraft.

10 Kritik und Mögliche Grenzen

Die Aussagen der ausgearbeiteten Thematik der vorliegenden Arbeit, hat keinen Anspruch auf Allgemeingültigkeit, da sie einigen Einschränkungen unterliegen. Hierbei ist zu beachten, dass ein gesamtes Unternehmen ein Umdenken in der Führungskultur, nur durch Willen und gezieltes Coaching des Führungs- und Leitungspersonals herbeiführen kann. Die festgefahrenen Hierarchiestrukturen stellen dabei eine große Hürde da, aber gleichzeitig eine große Herausforderung.

11 Fazit

Die vorliegende Arbeit erfasste die sechs verschiedenen Phasen der Candidate Journey Studie und sollte in der praktischen Handlungsempfehlung formuliert werden, um die verschiedenen Motive der Ablehnungen und Einflussfaktoren einer Mitarbeiterbindung genauer zu definieren oder aufzuzeigen. Zusätzlich wurde die mögliche Wirksamkeit der verschiedenen Phasen auf die Pflegebranche angewandt und theoretisch evaluiert. Die Rekrutierung und die Bindung von Pflegefachkräften an das Unternehmen, wird das Ergebnis sein, von einem langen, aktiven Prozess in der Pflegebranche, bei dem die Arbeitgebermarke kritisch hinterfragt werden muss. Die Stagnation der einzelnen Unternehmen im Bereich der Pflegebranche und deren Transaktionaler Führungsstil, kann hierbei keine Veränderungen herbeiführen und wird auf Dauer keinen Vorteil bieten können, gegenüber der Transformationalen Führung, die ein Alleinstellungsmerkmal aufzeigt und die Arbeitgebermarke somit stärkt. Eine Zusammenarbeit auf Augenhöhe, von Führung zur Basiskraft, wird essentiell gegenüber anderen Unternehmen, um seinen Mitarbeitern mögliche Entwicklungschancen aufzuzeigen und Stärken individuell zu fördern. Die Thematik in der vorliegenden Arbeit, beschreibt also den möglichen Weg eines Zukünftigen Loyalen Mitarbeiters. Die Frage ob höhere Löhne wirklich der Schlüssel zu einer besseren Mitarbeiterbindung sind, kann nur individuell betrachtet werden, sicherlich wird die finanzielle Absicherung immer eine große Rolle spielen, schlussendlich kommt es aber auf die Zufriedenheit des einzelnen an. Die positiven Erfahrungen, die der Mitarbeiter somit von Anfang an im Unternehmen sammelt. Die Authentische Führung und eine Transparente Organisation, kann somit ein Fundament bieten, was die Bindung von Mitarbeitern fördert. Die möglichen Wege dorthin können vielfältig sein. Was sich zukünftig in der Pflegebranche ändern muss, sind festgefahrene Strukturen, ein Eindringen besonderer Individuen, die eine Veränderung ermöglichen könnten, sollten nicht als Bedrohung oder Konkurrenz gesehen werden, sondern als Bereicherung für das Unternehmen. In der Herausforderung als Fachkraft für Leitungsaufgaben in der Pflege, wird Rekrutierung und Bindung neuer Mitarbeiter ein beständiges Thema sein. Darum ist es dem Autor wichtig, zu vermitteln, dass die Gleichbehandlung und die Kommunikation auf Augenhöhe, sowie das einfache Zuhören in der Kommunikation mit einem Mitarbeiter einen wesentlichen Punkt da stellt. Die individuelle Impulssetzung der Leitungskraft, soll neue Ideen wecken, stärken fördern und Mitarbeiter binden, damit diese ein gemeinsames Ziel verfolgen, „Aktion statt Reaktion „.

12 Zusammenfassung

Die vorliegende Facharbeit wird in Anlehnung an die Candidate Journey verfasst, wobei 773 Probanden nach Ihren Bewerbererfahrungen befragt worden sind. Diese umschreibt die sechs Phasen und Themengebiete von der Rekrutierung, bis hin zur Integration in eine Organisation. Die erste Phase beschreibt dabei die Recherche von Jobangeboten des einzelnen Bewerbers auf möglichen Onlineportalen und die Wichtigkeit des ersten Eindruckes eines Unternehmens. Die Phase 2 beschreibt den Stimulus, der nötig ist, damit der Bewerber sich für ein Unternehmen entscheidet und die Bewerbung abschickt. Phase 3 sorgt dafür, dass der Bewerber ein sicheres Gefühl im Bewerbungsprozess beibehält. Die Phase 4 definiert die Wichtigkeit der Wertschätzenden Kommunikation von der Kontaktperson zum Bewerber. Phase 5 beschreibt den Einarbeitungsprozess des Mitarbeiters in einer Einrichtung. Phase 6 definiert den Bindungsprozess von Mitarbeiter in die Organisation. Die gesamte Facharbeit soll dem Leser einen Eindruck und eine Titelgebung vermitteln, wie die Zukunft der Rekrutierung von Pflegefachkräften und deren Bindung aussehen kann.

13 Literaturverzeichnis

Privater Brief an Das Bundesminister für Gesundheit vom 27. Juli 2018 an den Bundesminister für Gesundheit

Sales Manager – Fachmagazin für marktorientierte Unterneh-mensführung, Hochschule Neu-Ulm, Jg. 1, Nr. 1, 2016, S. 4-7. Erscheinungsort: Neu-Ulm

„Recruiting Trends 2003" — Studie des Instituts für Wirtschaftsinformatik der Universität Frankfurt am Main mit dem Internet Stellenmarkt Monster Deutschland, Alexandra Güntzer Monster Worldwide Deutschland GmbH [Eine empirische Untersuchung mit 1.000 Unternehmen aus dem Deutschen Mittelstand

https://www.candidateexperience.net/was-ist/candidate-journey 28.09.2018

Wissen für den Bereich Personal Alles Wissenswerte zum Thema: Recruiting März 30, 2017 von Anna Becker https://www.bonago.de/alles-wissenswerte-zum-thema-recruiting/

https://www.candidateexperience.net/ .

https://blog.metahr.de/2011/01/06/checkliste-zur-gestaltung-einer-stellenanzeige/

https://www.agentur-jungesherz.de/hr-glossar/internes-employer-branding/

www.das-unternehmerhandbuch.de/candidate-journey/)

https://www.karriere.at/blog/die-besten-absageschreiben.html)

https://www.trescon.at/blog/blog-detail/candidate-journey-auswahlverfahren-bewerberorientiert-gestalten

https://www.barongeisler.de/wpcontent/uploads/Onboarding_Mitarbeiterbindung-ab-dem-ersten-Arbeitstag.pdf)

(https://www.hsneuulm.de/fileadmin/user_upload/Forschung/Kompetenzzentren/Vernetzte_Gesundheit/Dateien/ZFPG_2016_J2_N2_03.pdf Seite 13)

www.onlinemarketing-praxis.de/glossar/touchpoint-dt-kontaktpunkt-oder-beruehrungspunkt

Organizational socialization: The effective onboarding of new employees Bauer und Erdogan 1991

Page, N.: Keeping patients safe. Transforming the work environment of nurses. The National Academy Press: Washington. 2004

Hommel, T.: Einfach anziehend. In: Heilberufe. 08/07

Nolte, A.: Schlechte Stimmung, Mitarbeitergesundheit ist Chefsache. In: Heilberufe. 04/09

Smerdka- Arhelger, I.: Magnetkrankenhäuser in den USA. Magnet für motivierte Pflegekräfte. In: Die Schwester/Der Pfleger. 12/08

https://www.hs-neuulm.de/fileadmin/user_upload/Forschung/Kompetenzzentren/Vernetzte_Gesundheit/Dateien/ZF PG_2016_J2_N2_03.pdf

Candidate Experience, Hrsg. Tim Verhoeven 2016, Springer Gabler

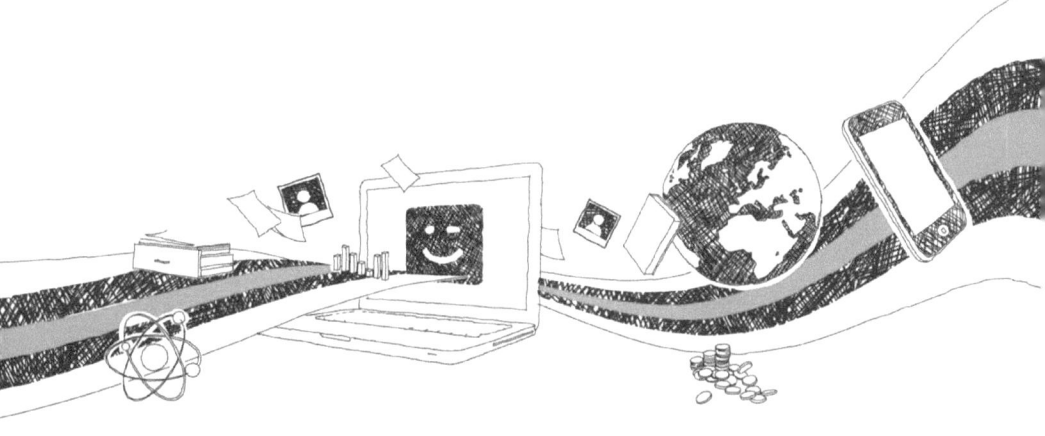
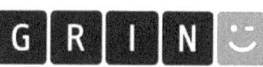